DES

OBLIGATIONS LÉGALES DU MÉDECIN

PAR

le Docteur Gilbert RAYMONDAUD

Suppléant à l'École de médecine et de pharmacie de Limoges

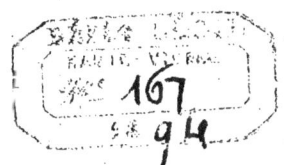

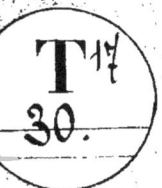

LIMOGES
IMPRIMERIE Ve H. DUCOURTIEUX
7, rue des Arènes

DES
OBLIGATIONS LÉGALES DU MÉDECIN

ÉTUDES PUBLIÉES PAR L'AUTEUR :

Du retard de la consolidation dans les fractures du membre inférieur. — *Th. Paris*, 1880.

Un cas de luxation sous-coracoïdienne récente réduite par le procédé de Kocher. — *In. Journ. de la Soc. de méd. et de pharm. de la Haute-Vienne*, 1881, p. 66.

Des différences dans l'évolution des péricardites et des pleurésies compliquant le rhumatisme articulaire aigu. — Note, *Ibid.*, p. 99.

Convulsions épileptiformes symptomatiques de corps étranger du conduit auditif externe. — *Ibid.*, p. 130.

Épidémie restreinte de fièvre typhoïde à l'hôpital de Limoges, avec planche. — *Ibid.*, 1882, p. 21.

Note sur un cas d'épanchement pleurétique. — *Ibid.*, p. 177.

Coup sur la paroi abdominale, perforation de l'intestin, Péritonite suraiguë. — *Ibid.*, 1884, p. 21.

Cancer du rectum, ablation, guérison. — *Ibid.*, p. 114.

Pleurésie purulente enkystée, fistule pleurale, opération d'Estlander. Guérison. — *Ibid.*, p. 177.

Sur la nécessité d'établir dans les villes des mesures générales de prophylaxie contre les maladies contagieuses. — *Limoges, imp. Ve H. Ducourtieux*, 1884, in-8º de 24 p.

De la trachéotomie dans le croup. — Mém. *In. Journ. de la Soc. de Méd. et de pharm. de la Haute-Vienne*, 1885, p. 49.

Ruptures traumatiques de la vessie. — *Ibid.* 1892.

L'assistance publique en Limousin. — *In. Le Limousin* (*Limoges, imp. Ve H. Ducourtieux*, 1890, in-8º, p. 415-437).

DES

OBLIGATIONS LÉGALES DU MÉDECIN

Discours prononcé à la séance de rentrée de l'Ecole de Médecine
et de Pharmacie de Limoges, le 30 nouembre 1893

PAR

le Docteur Gilbert RAYMONDAUD

SUPPLÉANT A L'ÉCOLE DE MÉDECINE

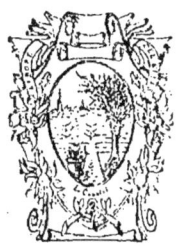

LIMOGES
IMPRIMERIE-LIBRAIRIE LIMOUSINE
Vᵉ H. DUCOURTIEUX
7, RUE DES ARÈNES, 7
1893

DES
OBLIGATIONS LÉGALES DU MÉDECIN

Discours prononcé à la rentrée solennelle de l'Ecole de médecine et de pharmacie de Limoges.

Dès le XVIᵉ siècle, la vieille Faculté parisienne exerçait sur ses disciples une vigilante tutelle! Soucieuse, *l'alma parens*, de ne les abandonner aux difficultés de la pratique qu'après les avoir de toutes pièces armés, elle avait inscrit dans ses statuts tous leurs devoirs et tous leurs droits. Bacheliers après trente-deux mois passés à l'Ecole, les élèves n'étaient candidats à la licence qu'après cinquante-six mois de présence qui, les vacances n'étant pas comprises, représentaient six années d'étude (1). C'était le temps jugé nécessaire à connaître la science d'alors.

Quelle devrait être, à ce compte, la durée de nos études?

Les droits venaient ensuite et, dans une formule brève, le candidat les apprenait tous au cours d'une cérémonie symbolique. Rappelant du mariage grec, l'ami qui conduisait l'épouse au foyer conjugal, le doyen patronnait devant la Faculté le néophite qui allait s'unir à elle (2); il était son *paranymphe*, prononçait son éloge et le conduisait au chancelier de Notre-Dame qui lui donnait l'investiture : *Cancellarius impertiat licentiam et facultatem legendi, interpretandi et faciendi medicinam hic et ubique terrarum*. (*Statuta*, art. 37.)

Cette formule pompeuse outrepassait de quelque peu sans doute les limites territoriales de la juridiction parisienne, mais contenait-elle aucune des prérogatives abusives que les satyriques lui ont imputées? Et leur maître à tous, le grand connaisseur de l'âme humaine, qui, sous les apparences de la gaieté, tirait si puissamment des choses l'immanente ironie, a-t-il fait autre chose, en sa Cérémonie, qu'une parodie plaisante assu-

---

(1) A. FRANKLIN, *La vie privée d'autrefois. Les Médecins*, p. 47 et suiv. — Paris, Plon Nourrit et Cᵉ, 1892, in-18.
(2) *Ibid.*

rément, mais injuste : *Dono tibi et concedo virtutem et puissanciam medicandi... et occidendi impune per totam terram?* D'impunité, le médecin n'a, en aucun temps, connu que celle qui, sur la foi de Molière, a soulevé tant d'inutiles protestations.

Nous avons cependant, de ces préjugés, vu reparaître quelque chose, lors de la discussion de la loi nouvelle, dans l'argumentation de quelques orateurs, affirmant avec MM. les sénateurs Hervé de Saisy et Bardoux, que la profession médicale est privilégiée, que la loi n'a pour elle que trop de douceurs.

Ce que cette appréciation a de juste ressortira de l'examen que nous allons faire des principales OBLIGATIONS LÉGALES du médecin, d'une très brève comparaison de ses devoirs et de ses droits!

Les droits! Ils sont tous contenus dans le diplôme que l'Etat ne confère qu'après s'être assuré par une scolarité longue, par une succession d'examens qu'ils ne tomberont pas en des mains indignes ou incapables. Précautions justifiées, sans doute, puisque l'Etat qui a charge des intérêts généraux de la Société se porte garant de ceux auxquels il a confié le monopole de la santé publique! Garantie, il faut le reconnaître, qui ne l'engage guère puisque le médecin demeure devant la loi responsable de tous ses actes, qu'il ne jouit de son diplôme qu'à ses risques et périls. Ce diplôme originel, une capacité consacrée par le temps ne préservent pas contre les conséquences de sa faute ou de son erreur le praticien coupable de ce que le Code appelle faute lourde et des exemples prouvent que le bras séculier qui le frappe alors n'est pas toujours armé d'indulgence.

Mais que parler de faute quand la pratique la plus légitime met à chaque heure le médecin en face de la loi. Quels que soient sa prudence, son savoir, son désir d'éviter les conflits, il ne dépend pas de sa volonté de restreindre ses rapports avec les particuliers, les administrations, la justice et de se tenir, en toute occurence, hors des atteintes du Code. S'il est des circonstances où sa conduite est tracée par une règle fixe, un texte formel ou une jurisprudence constante, il en est d'autres où ses scrupules de conscience, ses craintes d'une responsabilité inéluctable ne trouvent à s'orienter avec sécurité, ni dans des textes contradictoires ni dans « une jurisprudence qui a bien souvent varié » (1).

Et pourtant que d'ordre et de lumière ont été, dans les dernières années, portées au sein de ces obscurités par l'enseignement et les écrits

---

(1) BROUARDEL *Préface du droit médical ou Code des médecins*, par A LECHOPPIÉ et C. FLOQUET. — Paris, O. Doin. Marchal et Billard, 1890, in-8°.

des Brouardel, des Tourdes, des Lacassagne, des Jaumes, pour ne nommer que nos maîtres, par leurs travaux personnels et par ceux qu'ils ont suscités! Mais la bonne semence qu'ils ont généreusement répandue n'a pas encore porté tous ses fruits. Beaucoup de médecins encore connaissent imparfaitement les obligations que leur impose la loi! Faut-il s'étonner que le public n'en ait qu'une notion fausse et que du choc d'intérêts opposés naissent des conflits trop fréquents, non seulement avec les particuliers, mais avec les administrations et la justice?

Au moment où une prétendue charte nous est octroyée par la loi qui demain entrera en vigueur, l'occasion me semble bonne de dresser un tableau sommaire des obligations résultant soit des textes anciens, soit des modifications subies par eux, soit des innovations qui nous créent de nouveaux devoirs.

*
* *

Les médecins sont d'ordinaire mêlés aux événements qui importent le plus à la durée des familles, naissances, mariages, décès, à ceux qui mettent en cause leur honneur et leurs intérêts, maladies, assurances, procès.

De ce qu'il assiste à une naissance, le médecin contracte une obligation définie par le Code :

Tout médecin témoin d'une naissance est tenu en l'absence du père légitime et conjointement avec les sages-femmes et autres personnes qui auront assisté à l'accouchement, notamment la personne chez qui la mère est accouchée, si elle a accouché hors de son domicile (art. 56, C. c.) *d'en faire la déclaration à l'officier de l'état civil du lieu, dans les trois jours* (art. 55) *qui suivent.*

Il y a donc une obligation prééminente, celle du père légitime, obligé, même s'il ne s'est pas trouvé au moment précis de la naissance (C. Rouen, *Gaz. Trib.* 17 janv. 1836), mais non pas toutefois si, absent au moment de la naissance, il est revenu plus tard, avant l'expiration des trois jours francs (C. cass., 12 déc. 1862.)

Le père, l'aïeul de l'accouchée qui, présents, se sont engagés à faire la déclaration, exonèrent également les autres personnes de tout soin (1) (C. Angers, 29 août 1842).

Hors ces cas, l'obligation incombe aux personnes désignées par l'art. 56 lesquelles, en cas d'infraction, peuvent être poursuivies toutes, simultanément et au même titre. En outre, deux circonstances imposent au médecin une obligation stricte : il est tenu de faire la déclaration lorsqu'une fille est accouchée dans la maison où elle est domestique ; il y est également tenu

---

(1) Lechoppié et Floquet, *op. cit.*, p. 125 et suiv.

si, absent encore au moment même de l'apparition de l'enfant, il est arrivé à un moment où l'examen ne permet pas de douter que cet enfant est bien celui de la femme malade (C. de Chambéry, 19 sept. 1868. — C. de Montpellier, 21 mai 1872).

Les poursuites à défaut de déclaration sont fréquentes : le seul Parquet de Limoges en exerce trois à quatre par an et les deux tiers au moins de ces inculpations pèsent sur des sages-femmes.

L'un de nos confrères cependant n'a tout récemment échappé aux poursuites que par l'indulgence du Parquet qui a bien voulu voir un motif d'excuses dans certaines circonstances du fait : la parturiente était âgée de trente ans au moins et déjà mère d'une enfant de douze ans. Mandé près d'elle par le service municipal de nuit, le médecin dut opérer avec la seule assistance d'une voisine. Sa dure besogne faite, il quitta, pour n'y plus songer, sa cliente d'occasion ; sa mission finissait avec la nuit ! Il n'y eut pas de déclaration. L'enfant vivait pourtant, insouciant de l'état civil et, peut-être, serait-il encore dénué de ce premier des biens, si sa mère, après guérison, n'avait revendiqué les secours de l'assistance aux filles-mères. Mais à quel titre un secours ? Où donc était l'enfant ? Point d'enfant sur les registres ! Comme on dirait au Palais, l'enfant vivait en fait, mais pas en droit ! Pour lui donner légalement la vie, un jugement du tribunal était nécessaire et, comme le fisc a des droits inviolables, c'est notre confrère qui a payé le jugement. Il pouvait être plus malheureux ! Et ne compterait-on pour rien la reconnaissance de l'enfant qui, devenu homme, saura peut-être qu'il doit au même médecin la vie et son état civil ?

Parfois ce n'est qu'après bien des années que le défaut de déclaration et d'inscription par conséquent est constaté. Au mois de septembre dernier, dans une commune de l'arrondissement, une fille allait se marier, elle se donnait vingt ans, mais elle n'avait pas d'état civil et elle dut attendre le jugement qui l'en pourvoirait.

L'oubli de bonne foi n'a pas généralement pour son auteur des conséquences bien graves ; l'exemple que j'ai cité le prouve. Mais il ne faut pas perdre de vue que la sanction pénale est dure : emprisonnement de six jours à six mois et amende de 16 à 300 francs et que si les tribunaux l'appliquent d'ordinaire avec tempérament, ils pourraient user de rigueur.

Jusques là, nous ne rencontrons qu'une indication précise, facile à suivre, sans équivoque.

Tout autre est la situation du médecin appelé à assister une femme qui exige que son nom ne soit pas dévoilé. Le voilà pris entre deux devoirs, contradictoires au plus haut chef, d'un côté, celui de déclarer à l'officier de l'état civil la naissance dont il a été témoin et d'autre part celui de conserver le secret à celle qui le réclame.

Dans cette situation troublante, un confrère me faisait récemment l'honneur de me demander avis : « Je suis appelé, m'écrivait-il, auprès d'une jeune femme dont la situation ne peut pas être divulguée. A l'heure critique, elle ne demandera pas d'autre assistance que la mienne. Suis-je tenu, à défaut d'autres personnes de la famille, de faire une déclaration à la mairie? Puis-je faire cette déclaration en taisant le nom de la mère et invoquant pour cela le secret médical? Pourrait-on remplacer la déclaration à la mairie par un avis au Procureur de la République ? »

Enfin, au cas où la situation présente serait prématurément interrompue, mon correspondant demandait si la déclaration à la mairie ne devenait pas inutile.

Voilà dans quelles perplexités s'est trouvé un confrère que tous ici nous connaissons et apprécions comme un médecin des plus intelligents, des plus instruits, rompu aux difficultés courantes par vingt années d'une pratique considérable.

Et d'autres s'y sont trouvés aussi ! Dans le *Concours médical* du 18 janvier 1893, M. le Dr Floquet expose qu'une consultation (1) identique lui a été demandée et comment il y a répondu.

La réponse, d'ailleurs, est facile et la difficulté résolue par l'accord définitif de la jurisprudence et de la loi.

Comment se fait-il que certains auteurs rouvrent la discussion et que M. Verwaest, par exemple, dans son récent et intéressant ouvrage sur le secret professionnel (2), prenne encore le parti de l'enfant contre la mère, c'est-à-dire se mettre du côté de ceux qui veulent assurer à l'enfant un état civil complet, dût le secret de la mère être trahi ! « Le législateur a voulu, avant tout, dit-il (p. 113), assurer au nouveau-né la protection qui lui est due; si les moyens combinés pour arriver à ce résultat risquent de faire connaître la mère, le médecin n'en est pas responsable. Là où l'article 346 commande, l'article 378 perd ses droits. »

C'est fort bien dit ! Mais une affirmation en vaut une autre ; par une simple inversion des nombres, nous pouvons renverser la proposition et dire : Là où l'article 378 commande, l'article 346 perd ses droits ! Ce que faisant, nous serons dans le vrai. Que cherchons-nous en effet? Le moyen pour le médecin de ne succomber sous aucun texte de loi.

Si pour ne pas permettre que l'enfant qu'il déclare ne puisse être confondu « avec d'autres qui seraient nés dans le même temps et dans le même lieu », le médecin fait connaître le domicile de la mère, autant

(1) Reproduite in *Journ. de Méd. et chir. pratique*, 25 fév. 1893, p. 158.
(2) P. Verwaest. *Le Secret professionnel médical*. — Paris, A. Giard et E. Brière, 1892, in-8°.

vaut qu'il en dise aussi le nom ! Le secret ne sera pas violé davantage et si le médecin pouvait, par ce subterfuge, échapper aux conséquences de sa divulgation, jamais un accouchement ne pourrait demeurer clandestin. Que de femmes se priveraient volontairement de tout secours, si elles devaient, de par la loi, trouver un dénonciateur dans celui qui les assiste !

Mme de La Vallière (1), qui ne risquait pas grand chose en l'affaire, eut, en pareille occurence, la fantaisie de tenir l'événement secret. Or, en ce temps-là, les sages-femmes étaient, sous des peines sévères, tenues de déclarer toutes les naissances auxquelles elles assistaient : il s'agissait d'assurer le baptême à tout nouveau-né, la déclaration était faite à la paroisse. La favorite eut une ruse dont l'influence a été grande sur les destinées médicales : elle se fit assister par un chirurgien dont l'histoire a conservé le nom, Julien Clément, et inventa les accoucheurs !

Accoucheurs, accoucheuses ont aujourd'hui le même devoir ! Si le secret n'était pas assuré à celle qui le réclame, on verrait encore augmenter en nombre le plus fréquent de tous les crimes, l'infanticide.

Il n'en peut être ainsi ! Dès 1843 (2), le Tribunal de La Rochelle jugeait que « le cas où un médecin n'a connu la mère d'un enfant nouveau-né que sous le sceau du secret et dans l'exercice de la profession, constitue un cas d'exception légale où il lui est non seulement *permis*, mais encore *enjoint* de garder le secret ». Ce jugement posait la première assise d'une jurisprudence qui ne s'est plus démentie, bien que la Cour de cassation ne l'ait confirmé que par une considération juridique tirée de l'art. 56 du Code civil, et non comme l'avaient fait les juges de La Rochelle de l'obligation du secret.

Avais-je pas raison de dire que respecter le secret de la mère est le devoir légal ?

Pour le remplir, le médecin devra, dans les trois jours, se présenter à l'officier de l'état civil de la commune où la naissance s'est produite et il pourra borner sa déclaration aux deux seules indications exigibles :

« Je déclare avoir assisté à une naissance, l'enfant est vivant ! (3) » L'officier de l'état civil se refusant à enregistrer cette déclaration comme insuffisante, y a été contraint par jugement du Tribunal de la Seine du 30 décembre 1875, en même temps que condamné aux frais de l'instance.

(1) Anecdote rapportée par Larousse, *ibid.*, p. 103.
(2) 6 avril 1843.
(3) A. HALLAYS. *Le Secret professionnel. Etude de droit pénal*, p. 98. — Paris, A. Rousseau, 1890, in-8°.

Comme on le voit, le rôle du médecin est limité à la déclaration du fait. Il en suit que ce rôle n'est pas changé si, au lieu d'être vivant, l'enfant est mort-né. Celui-là est inscrit sur un registre spécial, comme enfant sans vie.

Mais si l'accouchement se produit avant terme, à quel âge du produit la déclaration devient-elle obligatoire ? Il est évident que la loi qui a pour but de protéger l'enfant, ne peut s'appliquer à « l'être privé de vie et des conditions organiques indispensables à l'existence ». Elle ne peut s'intéresser qu'à l'enfant viable. Mais la médecine et le droit n'étaient pas jusqu'à présent d'accord sur l'époque de la viabilité, la première ne l'admettant naguère qu'après deux cent dix jours, c'est-à-dire vers la trente-huitième semaine. Des conquêtes récentes, les couveuses artificielles, l'alimentation injectée par la méthode Tarnier semblent reculer cette limite en conservant la vie à des êtres qui en avaient été jusqu'alors jugés incapables.

Les légistes avaient devancé la science, en déclarant l'enfant viable à partir de cent quatre-vingt jours !

En résumé, la déclaration n'est obligatoire que pour le nouveau-né ou le mort-né, pour le produit de six mois au moins de vie intra-utérine. Au dessous de cet âge, ce ne sont plus que fœtus ou embryons ; la loi ne les connaît pas !

Est-ce à dire qu'à défaut de sanction pénale, l'accouchée ou ceux qui l'entourent pourront, sans aucun risque, se débarrasser en l'ensevelissant dans un cimetière ou un jardin de tout produit ayant moins de six mois ? Cette manière d'agir serait souverainement imprudente ; elle aurait pour effet de provoquer les investigations de la justice et d'amener la divulgation publique du fait, bien qu'il ne soit pas délictueux et ne puisse motiver une condamnation.

Le 12 septembre dernier, des enfants du village de *** trouvèrent dans le chenal de fuite d'une pêcherie un petit cadavre dont les habitants du village eurent bientôt fait de connaître la mère.... Sur mon rapport que les signes de maturité correspondaient à la fin du cinquième mois de gestation, le Tribunal renvoya l'inculpée des fins de la poursuite sans dépens.

Le *Concours médical* racontait récemment (1893, p. 70) une aventure analogue où un médecin se trouvait impliqué. Un fœtus de cinq mois est enfoui dans un jardin. Dénonciation : instruction ouverte contre le père et le médecin pour suppression d'enfant. Le Dr C... réclame l'autopsie et démontre l'âge du fœtus. Avec une satisfaction facile à comprendre, il ajoute que le père et lui « sont acquittés sur toute la ligne ». Il n'eut pas éprouvé moins de joie, sans doute, à n'être pas poursuivi, et la chose eût été bien facile.

Il suffit d'énoncer à l'officier de l'état civil du lieu l'âge probable du fœtus, et de demander en même temps un permis d'inhumer.

Pour éviter des découvertes toujours un peu scandaleuses, le préfet de police à Paris a prescrit (circulaire du 26 janvier 1882) la déclaration de tous embryons âgés de plus de six semaines.

*
*   *

Les plus grandes difficultés naissent entre médecin et clients par le fait des mariages, de leurs préliminaires ou de leurs conséquences, soit parce que les intéressés lui demandent une intervention qui dépasse les limites de ses droits, soit parce que l'exercice régulier de sa fonction le mêle à des situations compromettantes.

Les parents soucieux de leur rôle vont droit au médecin comme ils vont au notaire, s'informer auprès du premier de la santé de celui auquel leur enfant va s'unir, comme auprès du second de sa situation matérielle. Dans leur sollicitude légitime, ils n'admettent pas que le médecin puisse taire des révélations qui leur seraient précieuses et beaucoup n'hésiteraient pas à voir dans son silence une véritable trahison. Eh! quoi! Ce médecin connaît l'indignité d'un des futurs conjoints; il sait que celui-ci va flétrir d'un mal dont la souillure s'étendra à sa descendance, celle qui vient à lui confiante et pure ; il sait que cette fille trompe la confiance d'un honnête homme et au foyer qui l'accueille va porter le parjure et la honte; il sait que celui-là tombe en des crises convulsives d'un mal héréditaire; que cet autre est menacé comme d'une épée pendue au plus fragile des liens, de la folie de ses pères ou de leur tuberculose; il sait tout cela et lui qui, d'un mot, peut écarter tant de maux bientôt irréparables, se taira ! Et son silence que la morale réprouve serait absout par la loi!

Ainsi juge le monde !

Or la loi n'absout pas le silence, elle l'impose !

Les médecins, chirurgiens et autres officiers de santé, ainsi que les pharmaciens et sages-femmes et toutes autres personnes dépositaires par état ou profession des secrets qu'on leur confie qui, hors le cas où la loi les oblige à se porter dénonciateurs, auront révélé ces secrets, seront punis d'un emprisonnement d'un mois à six mois et d'une amende de cent francs à cinq cents francs.

Ainsi parle l'art. 378 du Code pénal.

Cet article n'est pas nouveau, sans doute ; il a l'âge de notre Code ! Et avant que le Code existât, le principe qu'il consacre était inscrit dans les ordonnances et les jugements des juridictions locales et des associations corporatives, faculté de Reims, licenciés de Caen, compagnons chirurgiens de Bordeaux, etc., etc. (1). Et avant d'être inscrit dans aucun texte de loi, avant d'appartenir à la justice répressive, il avait été dans tous les temps et dans tous les pays le dogme fondamental de la morale professionnelle. Si la solennelle formule attribuée à Hippocrate est la plus ancienne qui nous ait été conservée, nous savons qu'avant lui, les prêtres-médecins de la plus lointaine antiquité respectaient le secret. Qui ne connait enfin la formule si compréhensive dans son laconisme, que la Faculté de Paris avait inscrite à l'art. 77 des statuts que nous rappelions en commençant : *ægrorum arcana, visa, audita, intellecta eliminet nemo.*

Ainsi avant qu'il fût inscrit dans les lois, toutes les civilisations dans tous les temps ont fait au médecin un devoir de sa profession de garder le silence sur les choses qu'il apprenait en l'exerçant.

L'inscription dans le Code a transformé en un devoir légal l'obligation déontologique d'antan.

Il semble que la rédaction précise de l'article du Code dût exclure de son interprétation toute variabilité. Il n'en est pas ainsi cependant : il a fallu bien du temps, bien des études pour que médecins et légistes arrivassent à dégager à peu près clairement le sens et la portée tout entiers de l'art. 378 du code pénal. Les uns et les autres, il est vrai, ne pouvaient trouver leur voie que dans les décisions de la justice. Or, elles n'ont pas été constantes ; la jurisprudence s'est élevée par étapes à une sévérité de plus en plus rigoureuse jusqu'au jour où la Cour de cassation, adoptant la doctrine du secret absolu, a fondé son arrêt sur une base nouvelle.

Le secret en médecine, tel qu'il doit être compris, à l'heure présente, diffère tellement des croyances répandues naguère, qu'il me paraît nécessaire de jeter un coup d'œil sur les variations par lesquelles a passé la genèse de sa théorie légale.

La croyance faussement accréditée que l'obligation du secret n'a qu'une signification indécise, qu'une valeur indéterminée est la cause unique de l'indignation de ceux que révolte, pères de familles ou autres, intéressés à le faire parler, la discrétion du médecin. Mieux informés, tous ceux-là comprendraient que leur indignation s'adresse mal. Il faut reconnaître que la généralité des médecins a, pendant longtemps, con-

(1) V. VERWAEST, *op. cit.*, p. 2 et suiv.

tribué à entretenir l'erreur de l'opinion par une tendance injustifiable à ne voir dans l'art. 378, C. P. qu'une prérogative flatteuse, une sorte de droit de parler ou se taire à volonté qui pouvait, en quelques occasions, placer la profession au-dessus même de la loi.

Erreur totale ! Erreur dangereuse !

A ceux qui pourraient encore penser ainsi, le Dr Metzquer (De Montbozon) ouvre les yeux, dans l'étude sur *la Révélation punissable* (1), où se montre également sa double compétence de médecin et de juriste (p. 7). « Le législateur a édicté contre nous une prohibition et une prohibition sévère. Jamais il n'a pensé à nous conférer un privilège. Il nous suspecte, comme il nous a suspectés en l'art. 909 du Code civil, lorsque, nous mettant hors la loi, il nous a déclarés inhabiles à succéder à nos clients, à moins de parenté au quatrième degré inclusivement. »

Voilà la vérité !

A toute illusion, une certitude fait place : comme toutes les lois pénales, celle du secret est impérative et c'est avec la sanction de peines afflictives qu'elle impose le silence au médecin !

Cette obligation du silence souffre-t-elle des exceptions ? Est-elle relative ? Est-elle absolue ? Questions à déterminer si nous voulons orienter notre conduite dans les voies légales !

Le principe étant que toute révélation de secret est punissable, la révélation existe, n'eut-elle été faite qu'à une seule personne, par le médecin à sa femme, par exemple, qui, dès lors, en quelque éventualité, pourrait être convaincue de complicité.

Il n'y a pas de discussion sur ces points ! Sur d'autres, elle a été longue ou dure encore.

Ainsi l'intention de nuire avait été considérée jusque tout récemment, comme constitutive du délit, si bien que sans cette intention, le délit ne pouvait exister. Telle avait été à n'en pas douter, la pensée du législateur quand il parlait « des personnes dépositaires des secrets dûs à leur état qui, sacrifiant leur devoir à leur causticité, se jouent des sujets les plus graves, alimentent la malignité par des révélations indécentes, des anecdotes scandaleuses et déversent ainsi la honte sur les individus en portant la désolation dans les familles. » C'était aussi l'opinion de MM. Chauvau et Hélie dans la *Théorie du Code pénal*, celle de la Cour de cassation elle-même jugeant que l'art. 378 « a pour objet de punir le

---

(1) Dr E. Metzquer (de Montbozon). *Etude médico légale sur la Révélation punissable*, Paris, Asselin et Houzeau, 1893, in-8°.

révélations indiscrètes, inspirées par le dessein de diffamer ou de nuire ». Mais c'était en 1830, et comme le dit spirituellement M. Dubrac, « tant d'opinions ont changé pendant cette période de notre histoire (1) ». Lui-même, errant, comme il le reconnaît de bonne grâce, mais errant en bonne compagnie, nous donnait dans la première édition de son *Traité de jurisprudence médicale* (p. 174), ce principe comme une règle de conduite, à l'abri de tout reproche (2).

Mais voilà que le 18 décembre 1885, par son arrêt dans le pourvoi du Dʳ Watelet, la Cour de cassation nous ouvre une ère nouvelle ! Désormais la culpabilité sera où elle n'avait pas encore été vue !

Les faits sont restés dans toutes les mémoires : le Dʳ Watelet se croyant blessé dans son honneur par une attaque publique, rétablit dans une lettre rendue publique également, la vérité sur la maladie et la mort de Bastien Lepage. Cette révélation ne pouvait causer aucun préjudice et nulle réclamation ne s'éleva des ayant-droits du défunt. Le ministère public poursuivit cependant, au nom de l'intérêt public compromis et de la loi violée et, en lui donnant raison, la Cour de cassation a érigé en principe l'inviolabilité du secret abstrait en tant qu'élément d'ordre public.

Innovation dont les conséquences pratiques ne sauraient être trop méditées par ceux qu'elle peut atteindre ! Elle n'a pas tardé, d'ailleurs, à porter ses fruits : en 1887, le Dʳ C. subissait en première instance et en appel une condamnation rigoureuse par un jugement rappelant qu'il n'est pas nécessaire de démontrer à la charge du révélateur l'intention de nuire. M. Dubrac qui rapporte et commente ce jugement (dans les *Ann. d'hyg. pub. et de méd. lég.*, *loco citato*) en tire la conclusion pratique « que le médecin ne peut sous prétexte de publier une observation technique intéressante et dans un but purement scientifique, révéler d'une façon quelconque l'identité des sujets sur lesquels les études ont été faites ».

Or l'expression « révéler d'une façon quelconque » s'entend de ces désignations si fort en usage dans le roman moderne, voilées, mais assez transparentes pour que les personnalités évoquées demeurent à tous les yeux reconnaissables.

Le procédé peut avoir ses dangers; le Dʳ V... en a fait récemment l'expérience. Plus connu comme littérateur, ce médecin ne délaisse pas la clientèle et même il y puiserait l'aliment de ses travaux littéraires, si l'on

---

(1) Dubrac, président du tribunal civil de Barbezieux. *Le Secret médical*, in *Ann. d'hyg. pub. et de méd., lég.*, 1888, t. XX, p. 208.

(2) Dubrac, *Traité de jurisprudence médicale et pharmaceutique*. — Paris, J.-B. Baillère et fils, 1882, in-8º.

en croit une dame qui, soignée par lui et croyant se reconnaitre sous les traits d'une de ses héroïnes, lui intenta des poursuites après la publication d'un de ses ouvrages.

En dehors de toute préoccupation scientifique ou littéraire, l'exemple du Dr Watelet nous apprend ce qu'il importe à chacun de savoir que l'intention de nuire ne fait pas le délit, et que la certitude que cette intention n'a pas existé peut seulement faire bénéficier le délinquant des circonstances atténuantes.

Enfin, pour tirer de cette affaire toute la portée pratique qu'elle recèle, remarquons qu'elle maintient la culpabilité dans une circonstance qui semble *a priori* l'exclure, la notoriété des faits. Le Dr Watelet en faisait un de ses arguments; la presse, disait-il, avait avant lui nommé la maladie de Bastien Lepage! L'argument fut rejeté par le conseiller rapporteur d'abord et par la Cour ensuite pour la raison que l'intervention du médecin ajoute nécessairement à la révélation un degré de certitude qu'elle n'acquiert que par lui.

Voilà comment la jurisprudence entend l'obligation du secret! Dans ces conditions elle attache une autorité impérative, inéluctable à l'article du Code d'où cette obligation émane.

Elle ne s'est pas encore catégoriquement prononcée sur un point qui demeure en discussion. La question peut se poser ainsi : le dépositaire d'un secret peut-il, avec l'autorisation de celui qui lui en a fait le dépôt, doit-il, à la requête et dans l'intérêt de celui-ci, révéler le secret?

La solution n'embarrassera pas ceux qui considèrent le secret comme un dépôt ordinaire, toujours à la disposition de celui qui l'a confié, lequel peut, à son gré, en effectuer le retrait. Mais l'assimilation est-elle juste? Sans doute, la morale ne peut rien reprocher à celui qui fait une divulgation autorisée; mais ce n'est pas au regard de la morale que je me place, c'est au regard de la loi, et je m'inquiète de savoir si le confident qui, autorisé à le faire, requis même de le faire, aura divulgué un secret, sera certainement à l'abri des atteintes du ministère public. Nous verrons que le doute est au moins justifié.

Tout d'abord, il y a une circonstance mise hors de contestation par un jugement très connu de la Cour de Grenoble dans l'affaire Fournier-Rémusat; c'est celle où la divulgation pourrait compromettre ou intéresser un tiers. Même requise, cette révélation serait évidemment délictueuse.

M. Verwaest pense que le médecin pourra parler s'il y est également autorisé par le tiers. D'abord cet acquiescement me paraît devoir être rarement obtenu, l'usage n'étant guère répandu de fournir les verges pour se faire battre ; en outre, le fût-il, le médecin se retrouverait en face de la question qui vient d'être posée, de savoir si le consentement unanime des deux intéressés peut légitimer, aux yeux de la loi, la divulgation.

En dehors, il est vrai, de toute considération juridique, M. le professeur Brouardel s'exprime ainsi (1) : « Dans la pratique médicale, il est bien rare que nous disons la vérité tout entière à nos malades ou à leurs parents ; nous ne leur devons qu'une vérité relative, celle qu'il leur est utile de connaître pour prendre les soins nécessaires à leur santé. » Puis il cite deux exemples : celui d'une mère à qui le médecin ne dit pas crûment que sa fille est tuberculeuse, celui d'une famille hantée par la crainte de la folie héréditaire dont on cherche à calmer les appréhensions. « Quelle vérité allons-nous avouer? Celle que nous avons donnée à la famille de notre malade. Mais elle n'est que relative... La vérité vraie, complète ? Mais alors nous allons bien au-delà de ce que la famille nous a autorisé à dire. Elle ne nous a délié que de la part de vérité qu'elle connaît et celle-là est incomplète. Dire tout ou partie ne peut que tromper et amener précisément les désastres que l'on veut éviter.

» Aussi bien, même délié du secret, le médecin doit garder le silence dans l'immense majorité des cas. »

Cette considération a été pleinement admise par les tribunaux. Dans l'affaire citée déjà, la Cour déclare « qu'on ne peut enjoindre au Dr Fournier de déposer, en s'étayant sur la circonstance, que c'est la dame Rémusat elle-même qui invoque son témoignage ». Qu'il s'agisse de notaires, d'avocats, d'avoués ou de médecins, la jurisprudence est catégorique, elle autorise toujours le confident nécessaire à refuser de livrer le secret même avec l'autorisation, même sur la demande de celui qui le lui a confié ; elle laisse à sa conscience l'appréciation des cas où, autorisé à parler, il doit se taire. (Trib. de la Seine, 28 avril 1870).

Nous voilà loin déjà de l'opinion qui réserve toujours à l'auteur de la confidence, la disposition de son secret. Les Cours de Grenoble et de Montpellier ont déclaré que la volonté du déposant n'enlève pas l'obligation du secret.

De tous les partisans de la doctrine juridique du secret absolu, celui qui avec le plus de logique et de résolution en a accepté toutes les conséquences, est, si je ne me trompe, M. Hallays, docteur en droit, avocat à la Cour d'appel de la Seine. Il écrit, dans son remarquable

(1) BROUARDEL. *Du Secret médical*, p. 52.

ouvrage sur le secret professionnel (1) : « Il ne faut pas *permettre* seulement au confident de se taire. C'est là une interprétation trop libre de la loi. Le confident *doit* se taire, même relevé du secret par celui qui le lui a confié. Car il s'agit avant tout d'un intérêt d'ordre public, comme l'ont constaté les arrêts sans aller jusqu'aux dernières conséquences de leurs théories. Ce n'est pas l'intervention d'un simple particulier, que qu'il soit, qui peut faire ici oublier l'intérêt social (p. 39). »

Que sert du reste de torturer les textes ou de les pressurer pour en extraire un sens alambiqué, quand leur rédaction est claire et qu'il n'y a qu'à lire ?

L'art. 378 parle-t-il de révélation autorisée ? Fait-il une exception quelconque ? Pourquoi supposer une intention qui n'est pas exprimée ?

« Le législateur allemand, remarque M. Hallays (p. 41), a inséré cette réserve dans son art. 300 : *Seront punis.... les avoués, avocats, défenseurs, médecins, chirurgiens, sages-femmes, pharmaciens, ainsi que les autres personnes qui auront* SANS AUTORISATION *révélé les secrets....* »

Le Code français ne contient pas cette réserve : or, il n'y a pas de sous-entendus dans le Code. Il dit, faisant bon marché des individualités, il dit, suivant l'expression du Dr P. Garnier (2), que l'application stricte et rigoureuse du texte doit être la règle invariable de notre conduite, il dit, avec M. Lacombe, substitut du procureur général à Nancy (3), que la loi « punit la révélation en elle-même et pour elle-même, parce qu'elle voit dans la révélation une atteinte portée à l'ordre public ». Et, arrivant à la conclusion pratique, le même magistrat ajoute : « Si l'autorisation de révéler donnée par le client peut être, à bon droit, opposée comme une fin de non-recevoir à l'action en dommages-intérêts qu'il croirait pouvoir intenter à raison du fait de la révélation, elle ne saurait nullement faire obstacle à la poursuite exercée à l'occasion du même fait, par le ministère public. »

La tendance n'est-elle pas assez marquée ?

Vienne l'occasion ! Tout fait pressentir que la justice, acceptant toute la logique du texte et de la jurisprudence, consacrera l'absolutisme de la loi et alors la dernière incertitude ayant disparu, l'art. 378 du Code pénal imposera au corps médical une obligation inflexible, sans exception ni réserve, dans sa formule inextensible.

Si nous n'en sommes pas là, peu s'en faut !

(1) Cité déjà.
(2) *France méd.*, 1891, p. 282. *Le Secret médical et les Compagnies d'assurances.*
(3) Discours de rentrée de la Cour d'appel.

Mais puisque nous ne retenons que les règles certaines, nous résumerons en ces mots l'obligation du secret : toute révélation non autorisée est punissable ! La révélation autorisée n'a pas été prévue et n'est pas légitimée par le Code ; elle est jusqu'à présent tolérée.

Je me suis efforcé de déterminer, sur des données incontestables, la juste mesure du devoir que nous fait la loi du secret. En disant que cette obligation est impérative et absolue, je me suis borné à une constatation de fait et j'ai fourni les preuves.

Que s'il m'était permis d'émettre une appréciation, je dirais que la doctrine de l'absolutisme n'est pas à mes yeux l'idéal, qu'elle ne répond pas à tous les besoins, qu'insuffisante parfois à protéger le médecin, elle a l'impardonnable tort de servir plus de coupables que d'innocents et que, vraisemblablement, elle contient en germes plus de malheurs que de bienfaits ! J'ajouterais qu'en enlevant au médecin le droit de donner autour de lui certains concours autrement précieux que les soins de la santé, elle amoindrit fâcheusement son rôle et que d'aucuns, à l'exemple que le professeur A. Fournier leur a donné dans une page éloquente, seront portés par la conscience hors des limites de la loi !

.*.

C'est en examinant quelques espèces que j'essaierai de justifier cette appréciation.

A côté des difficultés, la pratique nous crée d'aimables circonstances où, en observant un religieux silence, nous servons, en même temps, la loi et les intérêts de nos clients ! Les assurances sur la vie nous fournissent le type de ces cas bienheureux.

D'un usage régulier dans quelques pays, en Angleterre, en Amérique..., elles deviennent chaque jour plus fréquentes parmi nous. Avec le désir fort explicable de réduire leurs risques au minimum, les Compagnies cherchaient naguère des renseignements à deux sources, s'adressant d'une part au médecin de leur choix et d'autre part au médecin du candidat. Ce dernier ne pouvait parler sans se mettre en opposition formelle avec la loi et les refus devinrent si habituels que les Compagnies ont à peu près renoncé à une démarche illusoire. Si le proposant s'avise de délier son médecin de la discrétion obligatoire, c'est le cas de rappeler que le client est incapable de mesurer les conséquences de sa demande.

Un père de famille avait contracté une très modeste assurance dont les primes ne faisaient pas un gros chiffre. Cependant il les acquittait à grand peine, lorsqu'un jour, il annonce le dessein d'augmenter cette assurance de quatre fois sa valeur. Ses affaires, disait-il, entraient dans une voie brillante et les primes augmentées n'étaient pas pour le gêner. L'opération fut faite, bien qu'avec sincérité, le postulant déclarât au médecin de la compagnie certains malaises, surtout digestifs, de peu de signification apparemment! Fort peu de temps après, ce monsieur se disait décoré, riche et en passe d'édifier une fortune colossale ; il pouvait satisfaire tous ses désirs, il en avait beaucoup !.. Il fallut le placer dans un asile et c'est en flattant sa manie qu'on put l'y faire entrer, sous couleur de le rendre acquéreur de l'immense édifice et de ses dépendances! Le brusque accroissement qu'il avait fait de son assurance était une des premières manifestations de la mégalomanie qui allait prendre rapidement une allure non équivoque. Si son médecin habituel avait eu à l'examiner, il aurait probablement reconnu les premiers signes de la maladie et la proposition aurait été annulée ou rejetée, au grand dommage de la famille.

Aussi bien, il n'y a sur ce sujet qu'une opinion et elle a été bien formulée au sein de la Société médicale du IX⁰ arrondissement : « *Le médecin sollicité par une Compagnie d'assurance de délivrer un certificat sur l'état de santé d'un de ses clients, doit s'abstenir en toute circonstance de déférer à cette demande, alors même qu'elle s'appuie sur les instances du candidat à l'assurance, déclarant le relever du secret professionnel* ».

Il suit de là que si le contractant est de la clientèle du médecin de la Compagnie, celui-ci doit se récuser.

Quant au médecin délégué par une Compagnie aux fins d'examen, sa situation est tout autre ; il agit comme expert, en vertu d'un contrat librement consenti et, en faisant connaître à la Compagnie les déclarations du postulant et les résultats de l'examen direct, il n'engage aucunement sa responsabilité pourvu qu'il assure à son rapport le caractère confidentiel, en ne le communiquant à aucun intermédiaire (1).

Le décès des assurés motivait, il y a peu de temps encore, des contestations qui n'ont plus raison d'être : les Compagnies réclamaient, comme conditions de leurs polices, la production d'un certificat du médecin traitant relatant la nature, la cause, la durée de la maladie, les soins donnés et refusaient de s'acquitter en invoquant l'inexécution du contrat.

Beaucoup de médecins donnaient ou donnent encore ce certificat. C'est ce que me disait récemment un agent surpris que je le refusasse ; il me

---

(1) De même à l'égard des administrations qui pour l'admission aux emplois qu'elles détiennent ou aux retraites anticipées, pour la délivrance des congés à raison de santé exigent des constatations médicales, les médecins ont la qualité d'expert et, sous la réserve indiquée plus haut, une entière indépendance.

citait les noms de trois assurés et de trois confrères qui s'étaient montrés plus accommodants. Je persistai néanmoins et j'assurai la famille que la Compagnie s'exécuterait sans engager un procès perdu d'avance.

En effet, le tribunal de Besançon en 1887 et celui de Rouen, le tribunal de commerce et la Cour d'appel de la Seine en 1891 (*France méd.*, 1891, p. 291) établissent en droit le même devoir que le professeur Brouardel, la Société du IXe arrondissement, celle de Reims, l'Association générale des médecins de France ont établi en déontologie : le médecin traitant ne doit à aucun titre délivrer aux Compagnies d'assurances un certificat constatant le genre de maladie auquel aura succombé l'assuré.

Les praticiens qui s'écartent de cette règle, se mettent en défaut et, sans jamais rendre service à leurs clients, risquent parfois de leur causer un irréparable dommage.

Sans avoir l'insoutenable prétention de multiplier les exemples, je ne puis me dispenser de justifier certaines des propositions avancées plus haut.

Par exemple, j'ai dit que l'observation du secret n'assure pas toujours au médecin la sécurité qui devrait suivre le devoir accompli. En voici une preuve rapporté par M. Descouts à la Société de médecine légale (Séance du 9 déc. 1889)(1) :

En 1887, le Dr X... est un soir appelé près d'une femme qui vient, lui dit-on, de tomber dans l'escalier d'une cave. Il donne ses soins, la malade guérit et repart pour Paris, sa résidence habituelle.

Plusieurs mois après son retour à Paris, cette femme mourait à la suite d'une trépanation pratiquée pour remédier à des accidents cérébraux, résultant de lésions osseuses produites par la chute.

Mais voilà qu'une dénonciation anonyme attribue la mort non à un accident, mais à un crime. Enquête ! Le 5 novembre le Dr X... est mandé devant le juge d'instruction. Il se rend à la citation, prête le serment requis, mais refuse de faire connaître ce qu'il a appris dans l'exercice de son devoir de médecin.

Le juge d'instruction considérant le Dr X... comme témoin défaillant, refuse de lui allouer l'indemnité de déplacement et le condamne à 60 francs d'amende et aux dépens.

Si notre confrère avait parlé, comme il se trouvait dans un tribunal où, contrairement à l'appréciation hypothétique de M. Bardoux (2), le pou-

---

(1) *Ann. d'hyg. pub. et de méd. lég.*, t. XXIII, p. 179.
(2) Discussion de l'art 23 de la loi du 30 nov. 1892.

voir discrétionnaire du magistrat ne paraît pas tempéré par la bienveillance, on peut craindre qu'ouvrant aussitôt une contre-mine, le ministère public lui aurait reproché son intempérance de langue et l'aurait fait condamner pour violation du secret. Voilà ce que vaut de ne pas savoir en même temps parler et se taire !

En sorte que si l'appréciation de ce juge d'instruction devait prévaloir, le médecin appelé en témoignage s'y rendrait à coup sûr, certain comme « la pauvre Babonnette » de ne jamais sortir du Palais « les mains nettes » et d'en rapporter toujours... une condamnation. Il lui resterait de choisir l'article du Code au goût duquel il lui plairait être accommodé.

Il n'en peut être ainsi et la Société de médecine légale, adoptant les conclusions de son rapporteur, a pensé que le Dr X... était victime d'un abus de pouvoir.

Le juge d'instruction motivait son jugement sur ce que l'article 378 parle de secrets confiés et que le médecin n'alléguait aucune confidence.

Or, par l'expression de secret confié, le bon sens veut entendre tout ce que le médecin a appris dans l'exercice de sa profession. C'est ainsi que comprend ce « tout le monde » plus spirituel que Voltaire et c'est encore de même, enfin, que la Cour suprême entend la chose ! Bastien Lepage avait-il donc demandé le secret au Dr Watelet ?

C'est jouer sur les mots que d'élever des doutes. Il n'y en a jamais eu en ce qui concerne les ecclésiastiques ni les avocats. Interrogé le 3 septembre 1891 par le juge de paix de Saint-Sever, le desservant de la commune de Pont-Farcy refuse de rien révéler, et, la Cour de cassation, brisant le jugement qui l'avait condamné, déclare (1), sans rechercher s'il y a eu confession ou non, que les prêtres catholiques sont tenus au secret sur tout ce qu'ils ont appris dans l'exercice de leur ministère sacerdotal et à raison de ce ministère, que cette obligation est absolue et d'ordre public.

De même, l'avocat a toujours été tenu par la Cour suprême « de garder un secret inviolable sur tout ce qu'il apprend à ce titre, parce que cette obligation est absolue et d'ordre public ».

Sur quoi fonder une différence entre prêtres, avocats, médecins ? Bien s'en faut qu'elle existe dans les faits et contre elle protestent l'équité et le bon sens !

En pratique, mandé en témoignage, le médecin doit satisfaire à la citation, c'est-à-dire comparaître, prêter sans réserve le serment de dire

(1) *Ann. d'hyg. pub. et de méd. lég.*, t. XXVII, p. 253.

toute la vérité, puisqu'il ne peut connaître les questions qui lui seront posées et, mis en demeure d'une réponse indiscrète, expliquer au magistrat que les faits de l'enquête ne sont venus à sa connaissance que dans l'exercice de sa profession, qu'il les considère comme confidentiels par nature et qu'il ne peut les divulguer sans manquer à l'art. 378 du C. p.

Toute sage qu'elle est, cette conduite ne le mettra pas à l'abri de toute inquiétude. Nous l'avons bien vu tout à l'heure !

Voici encore un de ces cas ambigus dont le dénouement éventuel nous paraîtrait comique... si nous n'étions pas de la partie et s'il ne s'agissait d'un risque grave !

Des parents donnent une nourrice à leur enfant menacé ou atteint de maladie spécifique et transmissible. Quel est le devoir du médecin ? M. Brouardel dans ses études sur le secret, le Congrès de médecine légale de 1889 par l'organe de son rapporteur de la cinquième question, M. Morel Lavallée, en ont fixé les principes généraux. Mais il reste des éventualités scabreuses.

En effet, la Cour de Dijon estime que « le médecin qui laisse ignorer à une nourrice les dangers auxquels l'expose l'allaitement de certains enfants, peut-être déclaré responsable du préjudice causé par sa réticence ». Il est passible des art. 319 et 320 du Code pénal qui entraîne la prison et l'amende.

Mais s'il prévient la nourrice en lui faisant connaître le mal de l'enfant, il viole le secret des parents et peut, au nom de l'art. 378, être condamné à des peines non moins sévères.

Enfin, s'il prévient la nourrice sans lui faire connaître la maladie de l'enfant et si ce dernier privé de son aliment, a sa santé compromise, le médecin ne tombera-t-il pas dans de nouveaux dangers.

Existe-t-il une autre profession capable d'engendrer une situation comparable ? Une situation telle qu'un homme instruit de ses devoirs, attentif à les bien remplir, se trouve dans une impasse d'où il ne sortira qu'en se courbant sous les fourches de la loi ? Dans une réunion comme celle où nous sommes, M. le Dr Thierry, de Rouen, envisage aussi cette situation et avec une pointe de mélancolie qui n'est pas déplacée, exprime la crainte que par les défauts de la loi, le médecin puisse être exposé à goûter de la prison (1).

(1) Dr Thierry, professeur de clinique d'accouchement à l'Ecole de médecine de Rouen. *Etude sur le secret médical*. Discours prononcé à la rentrée solennelle de l'Ecole préparatoire de médecine et de pharmacie, 1889, p. 15. — Rouen, Julien Lecerf, 1889.

Certes voilà une éventualité que n'avait pas prévu le spirituel auteur, qui, dans la bouche de son spectateur improvisé médecin, met cette appréciation suggérée par quelques instants d'une pratique de coulisses : « Quel joli métier! et si facile ! »

Faut-il encore des preuves de l'insuffisance de la loi?

Un buveur tombe en proie à une crise de délire aigu, il menace l'existence même de son entourage ; doué d'une force peu commune, il n'a devant lui, ainsi que je l'ai vu récemment dans une famille, que deux femmes, des enfants, un vieillard débile. Tous ces êtres inoffensifs ont droit à une protection dont l'urgence est évidente. La famille demande au médecin traitant le certificat qui lui permettra d'assurer sa sauvegarde par un placement immédiat. Faut-il que le médecin se récuse, oblige la famille de subir, au péril de la vie, les lenteurs d'une enquête administrative ? Et s'il donne le certificat, ne sera t-il pas coupable de la divulgation dommageable d'un fait secret ? Et qui le protègera à son tour si, guéri de sa crise, celui qui a motivé le certificat exerce contre lui une action judiciaire ?

Autant vaudrait dire qu'il ne sera plus fait que des placements d'office par voie administrative ou judiciaire.

A l'ouverture d'une succession, des gens qui se croyaient héritiers et se trouvent lésés, attaquent en nullité le testament qui les frustre. Ils invoquent l'incapacité du testateur à la date du fait. Les bénéficiaires des volontés exprimées soutiennent l'opinion inverse. A qui croira le Tribunal ? Se fiera-t il aux racontars intéressés d'un domestique, d'une garde-malade, quand la personne du médecin lui offre un arbitre autorisé et digne de foi ?

Un père de famille convaincu que son fils ne pourra pas sans péril affronter les épreuves du service militaire veut exposer au conseil de révision tout un passé pathologique, point du tout pour soustraire nos enfant au devoir civique, mais dans le but hautement avouable d'exercer à son égard le rôle de protecteur que sa conscience lui impose autant que ses sentiments. A qui ce père s'adressera-t-il, sinon au médecin qui a suivi chacun des épisodes morbides et mieux que les intéressés mêmes, connaît l'importance des manifestations diverses et le lien qui les rattache ? Or ce médecin est-il sûr que sa révélation cessera d'être délictueuse par la seule raison qu'elle lui a été demandée ?

Autant de cas où l'observation stricte du silence est impossible (1) ou fâcheuse.

(1) Je n'ai pas envisagé la question du secret dans la pratique de la médecine

Fâcheuse ! combien elle l'est davantage dans le cas dont il me reste à parler pour montrer que le secret favorise plus de coupables que d'innocents ! Je le ferai brièvement, en citant l'opinion de deux hommes considérables très versés dans l'étude de ces questions médico-légales, Gallard et le professeur A. Fournier. Le premier nous a conté ses angoisses (1) lorsque confident après coup d'une intervention criminelle, il se voit impuissant à dénoncer l'horrible matrone qui, cyniquement appuyée sur le Code, l'oblige à couvrir de sa présence respectée les suites de ses coupables manœuvres.

Le second nous a peint sa joie d'avoir pu dans deux affaires de mœurs, sauver de l'opprobre deux innocents faussement accusés. Et il demande si le médecin qui connaît le vrai coupable pourra laisser condamner un innocent ! A cette question l'art. 378 répond : La loi est de se taire !

N'est-il pas vrai, Messieurs, que la doctrine du secret absolu n'est pas exempte de défauts ! Et s'il en est ainsi, n'est-il pas juste de penser avec notre confrère Metzquer que la réforme de l'article qui nous l'impose profiterait à tous, clients et médecins ?

Mais notre rôle est d'observer la loi telle qu'elle est, et aussi longtemps que l'art. 378 du Code pénal n'aura pas été modifié, notre devoir légal demeurera compris dans la stricte obligation de ne jamais rien révéler, et sous aucun motif, des choses par nous apprises dans l'exercice de la profession.

* *

L'art. 23 de la nouvelle loi a modifié et, sur un point, aggravé (2) l'obligation qui, d'après la jurisprudence française, résultait de l'art. 475, § 12 du Code pénal.

---

militaire, bien que tous nous puissions être appelés à l'exercer, parce que cette étude a été faite par des praticiens militaires d'une compétence reconnue. En particulier, M. le Dr E. Duponchel, agrégé au Val-de-Grâce, lui a consacré quelques pages de son excellent *Traité de médecine légale militaire*. Paris, O. Doin, 1890, in-8.

Je n'en veux citer qu'une déduction, à savoir que, envisageant les nécessités du service, la visite, par ordre, aux officiers malades à la chambre, le rapport obligatoire à la suite de cette visite, les examens à la caserne, les séances des commissions de réforme et des conseils de révision, l'auteur énumère une suite de cas où, par les exigences mêmes de son service, le médecin militaire est dans la nécessité d'enfreindre l'art. 378, C. P.

(1) *Trib. méd.* du 7 février 1886.

(2) La pensée du législateur a été clairement exprimée par M. Bardoux dans la discussion devant le Sénat, *loco citato*. « Nous n'hésitons pas à déclarer bien haut que le médecin doit obéir en toute circonstance aux réquisitions de la justice. Pourquoi ? Parce qu'il s'agit de l'intérêt social. J'emploierai pour cette

Cet article obligeait les médecins d'obtempérer aux réquisitions de la justice dans les cas de flagrant délit et condamnait à une amende de 6 à 10 francs, ceux qui, le pouvant, ne prêtaient pas le concours demandé.

La difficulté de discerner le flagrant délit a été, dans plusieurs cas, la cause des poursuites dirigées contre des médecins qui avaient cru pouvoir, sur ce motif, décliner la réquisition. La plus connue de toutes et la dernière qui, en impliquant les médecins de Rodez et de Marcillac dans une instance commune a pris les proportions d'un événement, n'a pas eu d'autre motif en apparence. S'appuyant sur le procès-verbal du juge de paix, nos confrères crurent inexpugnable leur position de résistance. Le constat parlait de putréfaction! Pouvait-on dire ce qui est le propre du flagrant délit : le crime se commet! il vient de se commettre?

Cependant nos confrères avaient tort, la Cour de cassation le leur a bien montré?

Quiconque d'ailleurs a lu les publications suscitées par cette affaire, et le savant rapport de M. le Conseiller Horteloup (1) et les consultations de la semaine médicale et les travaux suscités par le professeur Lacassagne (2), demeure convaincu que pour le médecin s'aviser de discerner où est le flagrant délit est une téméraire entreprise.

hypothèse seulement l'adage si connu : *Salus populi suprema lex esto*. L'intérêt social est tel que la poursuite ne peut pas se trouver désarmée, que la répression ne peut pas être entravée par le refus de concours d'un homme de l'art... Il y a, je le répète, un intérêt suprême qui oblige la Société à se préserver, et qui motive son droit de réquisition... »

L'argumentation est spécieuse.

C'est précisément au nom de « l'intérêt suprême de la Société », qu'il n'est pas bon d'obliger qui que ce soit à l'accomplissement d'une œuvre intellectuelle qu'il ne fait qu'à son corps défendant, soit parce que la chose est contraire à ses goûts, soit parce qu'elle est étrangère à ses études antérieures, à ses occupations habituelles et qu'il n'y est pas préparé.

Le Conseil d'Etat ne s'y est pas trompé. Dans son projet de règlement d'administration publique rendu en exécution de la loi du 30 novembre 1892, il fixe les conditions, suivant lesquelles pourra être confié le titre d'expert devant les tribunaux.

Il en résulte que dans la pratique journalière, les tribunaux ne s'adresseront qu'aux médecins qui, d'avance, auront accepté les fonctions et les charges inhérentes à leur rôle d'expert. Ce n'est que dans des circonstances exceptionnelles que le droit de réquisition pourra être exercé.

Le règlement du Conseil d'Etat n'avait pas été publié quand ces lignes ont été écrites.

(1) *Ann. d'hyg. pub. et de méd. lég.*, mars 1890.
(2) BICHELONNE, *De la réquisition des médecins par l'autorité judiciaire et des moyens d'y déférer*. Thèse. — Lyon, Storck.

Il n'y aura plus de raison de la tenter.

« Nous faisons disparaître une controverse qui n'a plus sa raison d'être », dit M. Bardoux (1).

Désormais, le médecin doit déférer, dans tous les cas, aux réquisitions, à peine d'une amende de 25 à 100 francs. De plus, l'excuse prévue par l'ancien texte a disparu.

Répondant à un éclaircissement que j'avais eu l'honneur de lui demander, M. Dubrac relève cette particularité qui peut, une fois de plus, ériger contre le médecin le principe de la condamnation obligatoire : « Un médecin est appelé, en hâte, pour un accouchement laborieux, le cas est très urgent. Sur sa route, il rencontre un commissaire de police qui le requiert pour constater les contusions que viennent de se faire deux ivrognes dans une querelle de cabaret. Le médecin ne prend même pas le temps de répondre, le moindre retard pouvant causer la mort d'une femme et d'un enfant ; il n'hésite pas, malgré les termes si secs de l'art. 23 et il se résigne à encourir l'amende. Quel était dans ce cas le devoir du médecin ?

» Et notez bien que s'il est poursuivi, il ne peut pas être acquitté, les tribunaux ne pouvant que le faire bénéficier des circonstances atténuantes. »

Et le magistrat d'ajouter : « J'attends avec curiosité les décisions de la jurisprudence en cette matière. »

Il n'est donc pas certain que toutes les difficultés soient aplanies. La question du flagrant délit n'était qu'un prétexte qui cachait mal le mécontentement du corps médical vis à vis d'une organisation défectueuse dont le plus grand défaut était d'obliger le médecin à l'accomplissement, pour une rémunération dérisoire, d'une œuvre à laquelle il n'était pas préparé.

Un projet adopté par le Conseil d'Etat relève les tarifs, sans les mettre en rapport de la peine et du préjudice que cause à ceux qui s'y consacrent la pratique de la médecine légale.

Mais en ce qui concerne l'emploi de médecins qui deviennent experts malgré eux, le nouveau texte ne fait pas disparaître tous les inconvénients qui résultaient de l'ancien. La critique, frappée au coin du bon sens, que M. le professeur Jaumes en a écrite d'une plume incisive et alerte (2), conserve son à-propos, sa force et sa saveur.

Tous ceux qui se sont occupés de médecine légale savent en effet

---

(1) Discussion de la loi du 30 nov. 1892, in *Journ. du Palais*, 1893, 5ᵉ cahier mensuel.

(2) *Le Droit de réquisition des médecins par la Justice*, par A. VIGIÉ et A. JAUMES. — Montpellier, Boehm, 1890.

quelle importance ont sur la découverte de la vérité les premières constatations. On a dit avec raison qu'une autopsie mal faite ne se recommence pas ; si parfois un premier examen peut être utilement contrôlé, il est cependant toujours regrettable que la vérité ne soit pas reconnue d'emblée.

Ces erreurs sont la faute de l'institution, non des hommes ! La réquisition peut obliger chaque médecin à faire par contrainte une expertise imprévue, elle n'a pas la vertu de lui conférer en même temps le goût et la connaissance de questions spéciales. Les Parquets le savent et d'ordinaire ont des experts attitrés d'autant plus dévoués à leur œuvre qu'ils la pratiquent par goût plus que par intérêt, n'ayant jamais fait entrer dans leurs prévisions la pensée chimérique de s'enrichir au service de la justice.

Il en ira de même encore ; l'intérêt de tous et de la justice surtout veut que le droit de réquisition ne soit qu'exceptionnellement exercé. Mais quand il le sera, quelque désagréable que la mission lui paraisse, le médecin ne devra, dans aucun cas, s'y soustraire.

*
* *

Pour terminer notre incursion, il nous reste à considérer une obligation toute nouvelle, celle de déclarer à l'autorité les cas de certaines maladies épidémiques. Longtemps mise en échec par la violation légale du secret qu'elle impose et la restriction qu'elle apporte à la liberté individuelle, cette obligation a été formulée dans l'art. 15 de la loi du 30 novembre (1) ainsi conçu :

Tout docteur, officier de santé ou sage-femme, est tenu de faire à l'autorité publique, son diagnostic établi, la déclaration des cas de maladies épidémiques tombées sous son observation et visées dans le paragraphe suivant.

La liste des maladies épidémiques dont la divulgation n'engage pas le secret professionnel sera dressée par arrêté du Ministre de l'Intérieur après avis de l'Académie de médecine et du Comité consultatif d'hygiène publique de France. Le même arrêté fixera le mode des déclarations des dites maladies.

---

(1) Contrairement à l'opinion du commissaire du Gouvernement, M. le Doyen Brouardel, qui, d'accord avec la logique, demandait que cette innovation législative trouvât sa place dans la loi sur la protection de la santé publique. Depuis longtemps en préparation, cette loi est presque entièrement adoptée par le Parlement ; l'ajournement de la mesure ne pouvait être que de courte durée.

La liste de l'Académie comprend (1) :
Le choléra et les affections cholériformes ;
La fièvre jaune ;
La peste ;
La variole ;
La scarlatine ;
La suette miliaire ;
La diphtérie (croup et angine couenneuse);
La fièvre typhoïde ;
Le typhus exanthématique ;
La dysenterie ;
Les infections puerpérales (quand le secret n'aura pas été réclamé) ;
L'ophtalmie purulente.

L'intention qui a présidé à sa confection, étant de n'inscrire que les affections contagieuses à marche aigue qui peuvent mettre l'existence en péril et dont la propagation peut être arrêtée par les procédés actuels de désinfection (2), l'Académie n'a pas inscrit les maladies relativement bénignes telles que les oreillons, l'érysipèle, et a rejeté celles comme la rougeole et l'influenza dont les germes sont jusqu'à présent insaisissables.

Mais ne devait-elle pas, pour la même raison, rejeter l'ophtalmie purulente ; pour la même raison et pour d'autres encore, rejeter les infections puerpérales ?

D'abord, réserver les cas où le secret aura été demandé, ce n'est pas donner aux malades une sécurité suffisante : telle femme en proie à la fièvre puerpérale ne songera pas à demander le secret qui aurait eu, après guérison, le plus sérieux intérêt à ce que l'événement fût resté ignoré !

Et puis la transmisssion de l'infection puerpérale peut-elle être comparée à celle des maladies vraiment épidémiques ? Le but que l'on poursuit est de supprimer ces épidémies en foyer où plusieurs femmes sont victimes d'une contamination directe. Mais dans les exemples anciens, dans ceux plus récents que M. Brouardel a cités, quel est le vrai coupable ?

On a pris l'habitude de charger le microbe de tous les péchés d'Israël. Eh ! sans doute, ici aussi il est coupable ; mais n'a-t-il pas un complice, plus qu'un complice ? Et l'auteur principal, n'est-ce donc pas

---

(1) *Conc. méd.*, 28 oct. 1893.
(2) Discussion de l'Académie. *France méd.*, 20 octob. 1893.

la main impure qui l'introduit, exactement comme dans le cas de Brive où un doigt chancreux propageait une autre infection ?

Ce sont là questions de responsabilités. Quelques jugements comme celui de Brive, comme celui, tout à fait dans l'espèce du Tribunal de Lorient (21 mars 1890), auraient suffi à secouer l'incurie ou l'ignorance des sages-femmes coupables, surtout si, comme le demandait M. Brouardel, l'interdiction d'exercer avait été la conséquence de la condamnation.

Enfin si l'on voit bien la portée de l'intervention administrative et le rôle de ses agents dans les maisons infectées de variole ou de diphtérie, on conçoit moins clairement ce rôle auprès des femmes atteintes d'infection puerpérale.

Contre les transmissions indirectes, la loi pouvait s'inspirer des mesures plusieurs fois édictées par nos consuls contre une vieille coutume si chère, paraît-il, à nos grands pères des xiiie-xve siècles, qu'elle ne put être arrachée des mœurs par des défenses réitérées.

Il faut en lire le récit dans le *Cahier memento* de Psaumet Péconnet, notaire à Limoges (1487-1502), en sa langue d'une incomparable sapidité, « roman fort corrompu et très-francisé », dit M. Louis Guibert, l'éditeur et le savant annotateur de ce cahier (1).

En français de nos jours, voici la chose : Quand un enfant naissait, les « commères », les parentes, les amies venaient visiter la mère et chacune apportant, suivant sa position, un ou plusieurs mets, ou solide ou friand, c'était dans la chambre même de l'accouchée qui sans doute y prenait part et concourait au menu, ce que nous appellerions aujourd'hui un pique-nique. « On mangeait, on buvait, on causait »…. En principe, les hommes n'étaient pas admis ; cependant les « compères » accompagnaient parfois les « commères » et il y en avait deux, au moins, sans lesquels la fête n'eut pas été complète, le parrain et le médecin.

Chez Mre Psalmet, le premier commérage eut lieu le lendemain de la naissance de son premier enfant, « une fille appelade per son nom Mariota, ma premiera filha engendrade, dit-il (1er août 1488). Puis il nous fait assister au défilé des visiteurs :

» Et premierament Mossieur Mestre Marti Balestier, licenciat en médicine, venc comeyrar en une pastitz de poletz, une auche et un poletz routiz, une tercieyra de vy.

» Item venc comeyrar la dompne Mariote Rogiere, comayr, en ung pastitz de poletz, ung viage et ung autre viage, en dos pastitz, ung de

---

(1) Louis GUIBERT. *Livres de raison*, t. I., p. 175.

poletz et l'autre de lebre, une auche, un gorret, quatre poletz routiz et doas tercieyras de vy. Et son marit ne volguet pas venir. »

Mais si le mari de cette dame ne vint pas, ce qui semble causer du dépit à l'heureux père, beaucoup d'autres vinrent, pas un seul les mains vides, et vous pouvez juger de l'amoncellement des mets et des pantagruéliques ripailles qui reposaient « la jacent » de ses très récentes fatigues. Notre confrère de 1488 payait, vous l'avez vu sans doute avec plaisir, convenablement son écot. Il est vrai que le notaire était un homme à ménager : le cahier s'arrête à l'année 1502 : il était au huitième « de los enfants qui furent procreatz et engendratz en quau maridatge ».

Encore aujourd'hui, persiste dans la campagne limousine un usage qui est manifestement un souvenir des commérages.

Comme aujourd'hui, l'hygiène tenait autrefois sa place dans les préoccupations de nos édiles !

La liste dressée par l'Académie sera-t-elle modifiée? C'est affaire au Comité consultatif d'hygiène publique qui peut l'étendre ou la restreindre. Bien que la loi soit exécutoire demain 1er décembre, la déclaration ne sera obligatoire qu'à la suite de l'arrêté ministériel qui fixera définitivement les maladies qu'elle visera et la forme qu'elle devra revêtir (1).

Messieurs,

La raillerie a chez nous une incomparable puissance de pénétration. La géniale ironie de Molière a fondé la croyance à une erreur qui dure encore : on nous reproche toujours nos privilèges. Où donc en avons-nous trouvé la trace en étudiant les obligations que nous fait la loi. Repoussons bien loin cet injuste préjugé ! Il n'est pas vrai qu'une situation est privilégiée parce qu'elle est à part, parce qu'elle a des charges exceptionnelles. A bien compter les difficultés qui nous entourent, c'est le contraire qui est vrai !

Prétendrait-on que par la seule raison qu'elle a fait un monopole du soin de la santé publique, la société a pu créer un privilège ? Combien

---

(1) Au surplus, l'application de la loi sera certainement immédiate et immédiatement efficace dans les quatorze grandes villes pourvues de BUREAUX D'HYGIÈNE, mais dans toutes les autres communes ?... Et sans parler des communes rurales, dans toutes les villes qui n'ont pas encore organisé de Bureaux d'hygiène, la déclaration n'aura d'effet utile qu'après la constitution d'un service (personnel et matériel).

son but est différent ! Ce qu'elle a voulu, c'est se protéger elle-même contre l'exploitation charlatanesque si nuisible aux pays, comme l'Amérique, où l'exercice de la médecine est libre (1); c'est sa sécurité qu'elle assure, son propre intérêt qu'elle défend ! La loi nouvelle en est encore une preuve flagrante, elle qui, sans compensations, aggrave nos obligations anciennes, nous en crée denouvelles !

Vous seuls, Messieurs les Etudiants, êtes ses bénéficiaires ! Elle vous fait un don, elle vous reconnaît un droit. Tant que vous n'aviez pas le diplôme, vous ne pouviez vous livrer à quelque pratique que par suite d'une tolérance précaire et périlleuse. Vous avez désormais le droit, dans certaines conditions de scolarité, de vous livrer temporairement à la pratique (2).

C'est vous rendre justice puisqu'on vous trouve toujours, avec la belle ardeur de la jeunesse, dans les hôpitaux, dans les calamités publiques, forts devant le danger, puisque longue est la liste des vôtres qui ont donné leur vie avec leur dévouement !

Mais en vous donnant un droit, la loi vous donne les devoirs corollaires. Tous ceux qu'évoque la pratique professionnelle, vous pouvez avoir à les remplir dans cet exercice temporaire. Vous ne sauriez trop tôt les connaître.

Les ignorant, vous ne seriez pas, si riche que soit le fonds des connaissances accumulées pendant les longues années de votre jeunesse laborieuse, si ferme que soit votre volonté d'accepter toutes les charges d'un ministère fécond en dégouts, en fatigues, en périls, vous ne seriez pas, dis-je, suffisamment préparés, vous ne seriez pas en sécurité, en arrivant au seuil de la carrière où dès les premiers pas vous risquez de vous heurter aux difficultés imprévues que dressent devant vous les règles incertaines de la déontologie et les ambiguités de la loi.

---

(1) *Rev. Scientif.*, 4 mai 1872. *La Liberté de la médecine aux Etats-Unis.*
(2) **Art. 6 de la loi du 30 nov. 1892.**

Limoges, imp. V° H. Ducourtieux, rue des Arènes, 7.

www.ingramcontent.com/pod-product-compliance
Lightning Source LLC
Chambersburg PA
CBHW060518050426
42451CB00009B/1055